AF190808

Bitte beachten!

Dieses Buch ersetzt keine therapeutische Ausbildung und beansprucht keine Wissenschaftlichkeit der dargestellten Ansichten im herkömmlichen Sinne. Es soll dazu anregen, über energetische Heilungstechniken nachzudenken und in eigener Verantwortung und nach eigenem Ermessen diese auszuprobieren. Alle Techniken sind als ergänzende Anwendungen zu verstehen, die helfen können, ein angenehmeres Gefühl aufzubauen und sich so besser zu fühlen. Die Methoden dieses Buches sind nicht als Ersatz für ärztliche oder heilkundliche Behandlungen zu verstehen. Krankheiten dürfen nur von approbierten Ärzten, Psychotherapeuten oder Heilpraktikern diagnostiziert und behandelt werden. Wer mit den Techniken dieses Buches andere Menschen behandeln möchte, muss entsprechend der geltenden Gesetzeslage über eine Erlaubnis hierzu verfügen. Die Einhaltung der Gesetze und Bestimmungen sowie der sorgfältige Umgang im Kontakt mit anderen Menschen oder Rat suchenden Personen wird nicht vom Autor übernommen, sondern bleibt vollständig in der Zuständigkeit des Lesers.

SELBSTHEILUNG

DURCH

MEDITATION

LOUISE BAILLET

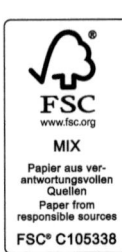

© 2011 - Louise Baillet - 1. Auflage
ISBN: 978-3-8423-7073-9
Herstellung und Verlag:
Books on Demand GmbH, Norderstedt
Alle Rechte liegen bei der Autorin

Inhaltsverzeichnis

Meditation als Weg der Entwicklung
und Heilung   7

Die Vorbereitung der Meditationssitzung 13

Schritt 1: Der Atmung folgen   22

Schritt 2: Das weiße Kissen   28

Schritt 3: Die Lichtkugel   32

Schritt 4: Das innere Kind   37

Schritt 5: Der innere Arzt   41

Schritt 6: Das Heilerteam   44

Nachwort   50

Meditation als Weg der Entwicklung und Heilung

Es ist ein menschliches Bedürfnis, immer wieder Ruhe und Besinnung zu finden, um dem Stress und den emotionalen Belastungen des Alltages entgegen zu wirken und für einen energetischen Ausgleich zu sorgen. Wir stehen häufig sprichwörtlich neben uns und funktionieren in antrainierten Routinen. Bedauerlicherweise gehen dabei Intuition und Emotionalität manchmal ein bisschen unter.

Wir suchen daher Wege des Ausgleichs und Möglichkeiten, uns selbst intensiver zu erleben und uns in der Auseinandersetzung mit uns selbst weiter zu entwickeln. Meditation ist seit jeher ein einfaches und leicht zu erlernendes Mittel zu dieser Besinnung. Gleichwohl muss berücksichtigt werden, dass Meditation sehr unterschiedlich praktiziert wird und dass es einige Definitionen und Zuschreibungen zu dem Begriff Meditation gibt. Meditation ist mit den lateinischen Wörtern *meditari* und *mederi* verwandt. Meditari bedeutet *nachdenken, nachsinnen* und mederi heißt übersetzt *heilen.* Manchmal wird Meditation auch auf das Wort *medius* bezogen, das *der Mittlere* bedeutet. Das passt zu der Vorstellung, in die eigene innere Mitte zu kommen, dennoch ist der Begriff Meditation nicht mit medius verwandt.

In nahezu allen Kulturen hat sich eine gewisse Tradition des Meditierens entwickelt. Religion kommt praktisch nie ohne Meditation aus. Der Blick nach innen, das Denken oder Beten in der Stille und das Schweigen in andächtigen Situationen oder zum Gedenken an Verstorbene oder Opfer sind Ausdrucksformen eines meditativen Zugangs zu uns selbst und zu anderen. Je nach Religion oder spirituellem Glaubensansatz wird Meditation ganz unterschiedlich definiert. So kann Meditation als reine Besinnung auf die eigene Person verstanden werden oder auch als Kontaktmöglichkeit zu anderen Seelen oder zur geistigen Welt. Mögen wir auch darüber streiten können, ob die mediale Öffnung zur geistigen Welt Meditation ist oder ob Meditation immer ohne jede Kommunikation stattfindet und ein Ruhen in der eigenen Kraft ist, ob Heilung durch Energie oder Quantenenergie zustande kommt oder durch Meditation ermöglicht wird. Ich betrachte Meditation als innere Einkehr, wobei Alltagsgedanken möglichst reduziert werden und wir so offen und frei wie möglich werden. Das ermöglicht uns, tief in uns liegende Impulse und Stimmungen wahrzunehmen und Energien zu spüren, die sich um uns herum befinden. Heilung kann zwei Aspekte beinhalten: Einerseits kann es um Heilung von Krankheiten gehen, andererseits kann die Entwicklung des eigenen Potenzials und die Öffnung von inneren Begrenzungen des Denkens und Glaubens als Heilung verstanden werden. Beides hängt tatsächlich zusammen. Glaubenssätze sind es, die uns in Sorge und Krankheit festhalten und die unsere persönliche Entwicklung bremsen oder sogar aufhalten. Offener und unbegrenzter zu werden, bedeutet zufriedener zu sein, glücklicher und selbstheilsam.

Meditation ist ein Weg der Selbstheilung, den wir ohne fremde Hilfe beschreiten können. Mit Hilfe regelmäßiger Meditation werden wir zunächst ausgeglichener und entspannter, mit der Zeit zuversichtlicher und zufriedener und schließlich immer gesünder. Das betrifft sowohl die Verfassung unserer Stimmungen und unserer Emotionalität und lässt damit unsere Psyche gesünder und stabiler werden, als auch den energetischen Zustand unseres Körpers, der unsere Gedanken und Emotionen abbildet.

Mit diesem Buch möchte ich ihnen eine einfache Anleitung zur Meditation geben, mit deren Hilfe sie die eigene Kraft schnell spüren können und ihre Selbstheilungskräfte und damit auch ihr Entwicklungspotenzial freisetzen und fördern können. Ich schlage ihnen hierzu sechs Meditationsübungen vor, die schrittweise aufeinander aufbauen. Meditieren sie regelmäßig und bleiben sie dabei jeweils solange bei der einzelnen Übung, bis sie zur Routine für sie geworden ist. So kommen sie in wenigen Wochen schon bis zur sechsten Übung und damit bis zum spürbaren Kontakt zur geistigen Welt.

Wenn sie dreimal pro Woche für eine halbe Stunde meditieren und dabei jede Woche eine Übung ausprobieren, werden sie innerhalb von sechs Wochen soviel konstruktive Veränderung spüren, dass sie ohne Meditation nicht mehr sein wollen. Sie wird ihnen schnell zur angenehmen Routine, und sie kommen immer tiefer zu ihren eigenen Empfindungen und lösen immer mehr Begrenzungen des Denkens und Glaubens auf. Gleichzeitig öffnen sie sich immer mehr der geistigen Welt und können spirituelle und mediale Wege während ihrer Meditation gehen. Von selbst werden sie ihren Weg finden und spüren, was die Meditation gerade ihnen bringen kann. Die innere Stimme wird immer deutlicher werden und ihnen sagen, worauf es bei ihnen ankommt.

Bevor wir mit den praktischen Übungen beginnen, möchte ich noch kurz auf die Frage eingehen, wie sich Heilung durch Meditation von Heilung mit Hilfe von Selbsthypnose oder mit Hilfe von Quantenheilung unterscheidet.

Zunächst einmal ist es so, dass wir bei einer Selbsthypnose in einen ähnlichen Zustand kommen wie bei einer intensiven Meditation. Hypnosetherapeuten bezeichnen das als Trancezustand. Allerdings geht es dann in der Hypnose um Suggestionen, also um Aufforderungen in Form von Glaubenssätzen, die die bestehenden Haltungen, Gefühle und Denkweisen durch gezielte andere Ansätze ersetzen sollen. In der Meditation gehen wir einen anderen Weg. Wir öffnen uns innerlich der eigenen Kraft und der Energie, die wir in uns tragen und um uns herum spüren. Damit öffnen wir uns dann auch der Unterstützung durch die geistige Welt, die sich energetisch um uns herum befindet. Wir lassen all das einfach wirken und mischen uns nicht mit aktiven Gedanken und Zielsetzungen ein. Hier liegt sicherlich der wesentliche Unterschied zur Selbsthypnose. Heilung mit Quantenenergie geht einen ähnlichen Weg wie die Meditation, wobei es bei der Quantenheilung meist darum geht, von außen angestoßen, also von einem Heiler oder Therapeuten initiiert, ein ungehindertes Fließen der Energie des Organismus und der Aura zu ermöglichen. Wenn wir Krankheit als Folge eines gestörten Energieflusses betrachten, kann der ungehinderte Strom der Energie, die in uns und um uns herum wirkt, auch wieder für den gesunden Ausgleich sorgen. Krank gewordene Menschen schaffen das nicht immer alleine. Die Hilfe eines Therapeuten, der mit Quantenenergietechniken dabei unterstützt, die gestörte Energie beim Klienten wieder in Gleichklang zu bringen, erzielt eine ähnliche Wirkung, die auch durch Meditation erreicht werden kann. Meditation und Heilung mit Quantenenergie sind sich sehr ähnlich, wobei wir in der Meditation darauf angewiesen sind, selbst den Zustand ungehindert fließender Energie herzustellen. Es ist nicht besonders schwer. Im Falle einer schweren Krankheit kann es jedoch sein, dass wir es nicht mehr alleine schaffen. Dann sollten wir uns helfen lassen.

Wenn Sie mein Buch *Hand drauf. Quantenheilung von der Zweipunkt- zur Drehpunkt-Licht-Methode* gelesen haben, werden sie einige Parallelen zur Meditation finden. Meine Art der Meditation verstehe ich als selbstinitiierte Quantenheilung. Vielleicht wird sie das auch für meine Leserinnen und Leser ...

Die Vorbereitung der Meditationssitzung

Wir beginnen mit einer einfachen Übung. Es soll zunächst einmal darum gehen, die Aufmerksamkeit nach innen zu richten. Je besser es gelingt, dass wir uns auf uns selbst konzentrieren, auf körperliche Empfindungen oder auf Gefühle, umso tiefer gelangen wir in einen meditativen Zustand. Die Abfolge der einzelnen Übungen ist eine schrittweise Annäherung an diesen, der ein tranceähnlicher Zustand ist. Beschäftigen wir uns zunächst einmal mit den Vorbereitungen einer meditativen Sitzung, die für jede Übung identisch ist.

Der Raum

Geübte Menschen können innerhalb kurzer Zeit in einen tiefen Meditationszustand gehen, wobei die Umgebung eine immer geringere Rolle spielt. Gelungene Meditation ist immer auch Abgrenzung gegen die unmittelbare Umgebung, die weitgehend bis ganz in der Wahrnehmung verloren gehen kann. Wer längere Zeit mit Meditationen arbeitet, kann auch auf offener Straße und bei jedem Geräuschpegel meditieren. Die Umgebung stört ihn nicht, denn

Meditation in ihrer intensiven Form ist einkehrt in das Innere, etwa so, als würde man ein Haus mit dicken Mauern betreten, die Tür schließen und die Geräusche der Straße damit verschwinden lassen. Auf diese Weise zu meditieren, erfordert jedoch sehr viel Übung und auch Vertrauen. An öffentlichen Plätzen zu meditieren, birgt einige Gefahren in sich. Tauchen wir dabei wirklich in die Tiefe unserer selbst ab, so dass wir die Verbindung zur Umwelt verlieren, sind wir gleichzeitig schutzlos ausgeliefert. Tatsächlich gibt es zwei Möglichkeiten einer solchen Meditation. Eine davon ist die bereits beschriebene, das Vollkommene Abtauchen in das Innere, ohne jede Restaufmerksamkeit für die Umgebung. Eine andere Vorgehensweise ist die dissoziative Meditation, bei der eine Art innerer Spaltung vorgenommen wird, was bedeutet, dass ein Teil unseres Bewusstseins die notwendige Rest Aufmerksamkeit zur Kontrolle der Umgebungssicherheit behält und ein anderer Teil, der weitaus größere, ganz in den meditativen Zustand einkehrt.

Gerade am Anfang sollten wir uns die Umgebung unserer Meditation so vertraut wie möglich, so sicher wie möglich und so bequem wie möglich einrichten, um in aller Ruhe und ohne Bewusstseinsdissoziation die Meditation und die in ihr möglichen Erlebnisse zu erfahren. Meditieren sie also nicht auf der Couch oder in ihrem Bett kurz vor dem Einschlafen. Wählen Sie einen Raum oder einen Platz, an dem sie für die Dauer ihrer meditativen Sitzung ungestört sind. Sorgen Sie dafür, dass weder Telefon noch Türklingel und vor allem nicht andere Personen ihre Meditation stören. Schaffen sie einen sicheren Raum. Sicherlich benötigen sie kein eigenes Meditationszimmer in ihrer Wohnung. Wenn sie über ein solches Zimmer verfügen, ist es hilfreich, doch notwendig ist es nicht. Sie können auch in ihrem Wohnzimmer ihre Sitzung machen, in einem Fitnessraum oder in der Küche. Sorgen Sie nur dafür, dass sie ungestört sind.

Die Sitzgelegenheit

Meditieren können sie grundsätzlich im Liegen, im Sitzen oder im Stehen. Selbst in der Bewegung ist es möglich, beispielsweise beim Joggen, beim Schwimmen oder beim Spaziergang. Am Anfang empfehle ich das Meditieren im Sitzen. Es spielt keine große Rolle, ob sie im Schneidersitz auf einer Wolldecke, auf einem dicken Kissen, auf einem Stuhl oder in einem Sessel sitzen wollen. Achten Sie darauf, dass sie möglichst aufrecht sitzen. Häufig wird diese

Körperhaltung mit einem günstigen Energiefluss in Verbindung gebracht. Hierüber gibt es einige Erkenntnisse und entsprechende Erfahrungen. Die aufrechte Sitzposition hat jedoch meiner Ansicht nach vor allem den Vorteil, dass die Einschlafneigung geringer ist. Viele Menschen legen sich zu ihren ersten Meditationsversuchen hin, um es bequemer zu haben und schneller entspannen zu können. Die liegende Position verleitet unseren Organismus jedoch zum Einschlafen. Eine allzu bequeme Sitzposition, beispielsweise in einem Fernseh- oder Entspannungssessel, dessen Rückenlehne nach hinten verschoben werden kann, hat einen ähnlichen Effekt. Daher möchte ich zunächst einmal aus ganz pragmatischen Gründen eine aufrechte Sitzposition empfehlen, am besten mit einer Rückenlehne die maximal bis zur Mitte des Oberkörpers reicht. So viel Bequemlichkeit darf sein. Mit der Zeit können sie ihre Sitzposition und ihre Sitzgelegenheit verändern, vielleicht einen Hocker ohne Rückenlehne, einen hölzernen Schemel, einen Sitzball oder eine Meditationsbank benutzen. All das ist von nur geringer Bedeutung, wenn der Prozess des Meditierens funktioniert.

Musik oder Stille?

Eine intensive Meditation führt im besten Falle zur inneren Stille. Im weiteren Verlauf füllt sich dann diese Stille mit dem Klang unseres Körpers, mit dem Klang unseres Unterbewusstseins, mit dem Klang unserer Seele. Musik ist hierzu nicht erforderlich, dennoch oft hilfreich. Der Zustand während einer Meditation ist dem während einer Trance sehr ähnlich. Sanfte Instrumentalmusik hilft unserem Gehirn, die Atmung langsamer werden zu lassen, die Herzfrequenz zu reduzieren und schneller in ein ruhiges Wellenmuster unserer Gehirnsströme zu kommen. Gleichzeitig überdeckt Musik zumindest kleine Nebengeräusche, die unsere Aufmerksamkeit im außen halten könnten. Zu Übung des Meditierens empfehle ich daher, Musik laufen zu lassen. Sie werden selbst merken, ob ihnen die Musik hilft oder ob sie lieber in der Stille meditieren.

Kerzen und Symbole

brennende Kerzen verbinden wir in unserem Alltagsverständnis meist schnell mit meditativen Zuständen, immerhin spielen sie in nahezu allen Religionen eine besondere Rolle. Brennende Kerzen können insofern hilfreich sein als die eigene Glaubenshaltungen damit eine Verbindung zu Gott oder einem anderen höheren Wesen oder auch zur übergeordneten Seelengemeinschaft verbindet. Ich möchte hier keine Grundregeln aufstellen, denn tatsächlich gibt es sowohl Menschen, wie stark ritualisiert und mit vielen Symbolen meditieren und dabei tiefe Erlebnisse haben, als auch solche, deren beliebigen Orten ohne all dies auskommen, wieder andere verzichten ganz bewusst auf jede Vorbereitung der Umgebung, weil sie sich ganz auf die innere Einkehr während der Meditation einstellen. Es sollte nicht um die Frage gehen, wer den richtigen Weg gefunden hat oder das Wesen der Meditation am besten verstanden hat, sondern viel mehr um die Frage, welcher Weg für den einzelnen Meditierenden zu seinem Heilungsweg wird. Daher gilt für alle Symbole das gleiche wie für Kerzen. Helfen Symbole oder Ritualgegenstände demjenigen, der sie zur Vorbereitung und Begleitung seiner Meditation benutzt, sich selbstsicher, beschützt und getragen zu fühlen, so helfen Sie ihm auch, den Weg der meditativen Heilung zu gehen. Was könnte also falsch daran sein, sie zu benutzen? Allerdings sollten Sie darauf achten, wenn sie selbst Symbole benutzen möchten, dass sie eine persönliche Verbindungen dazu haben und die Bedeutung der Symbole kennen, auch die

Herkunft. Symbole und Ritualgegenstände haben zweierlei Wirkung, einerseits diejenigen, die wir selbst damit verbinden, andererseits auch diejenige die von einer Vielzahl von Menschen damit verbunden werden. Daher können Symbole, die von Glaubensgemeinschaften oder auch Interessengruppierungen benutzt werden, ein gewisses Eigenleben entwickeln.

Beginn und Ende

richten Sie also Ihren Platz der Meditation ein und berücksichtigen sie dabei meine bisherigen Hinweise. Eine weitere Vorbereitung brauchen sie nicht. Kümmern Sie sich jedoch am Anfang um die Dauer ihrer Meditation. Auch im Sitzen kann es vorkommen, dass die einschlafen, außerdem werden Sie sehen, dass während der Meditation kaum ein treffendes Zeitgefühl besteht. Wenn sie am Abend meditieren und anschließend nichts mehr vorhaben, dürfte das unproblematisch sein. Wenn die zur Verfügung stehende Zeit allerdings begrenzt ist, was meistens der Fall ist, sollten Sie ein Hilfsmittel benutzen, um ihre Sitzungen rechtzeitig zu beenden. Sie könnten sich einen Wecker stellen, was sehr vielen Anfängern hilft. Oder aber sie wählen ein Musikstück, das der Dauer ihrer Sitzung entspricht. Das Ende der Musik werden sie auch dann wahrnehmen, wenn sie recht tief in ihr Inneres abtauchen, zumindest wird das am Anfang so sein.

Versuchen Sie am Anfang zunächst einmal etwa 15 Minuten zu meditieren. Dehnen sie dann mit der Zeit ihre Sitzungen aus, wobei es eine individuelle Entscheidung bleiben sollte, wie lange eine meditative Sitzung dauert. Um eine heilende Wirkung zu entfalten, empfehle ich eine Dauer von 30 bis 60 Minuten.

Lassen Sie uns nun mit der ersten Übungen beginnen. Lesen Sie diese zunächst einmal in Ruhe durch und machen Sie sich mit dem Ablauf vertraut. Machen Sie die Übung dann jeden Tag mindestens einmal, bis sie das Gefühl haben, dass es sich von Anfang bis Ende der Übung um einen harmonisch fließenden Zustand handelt, der Schritt für Schritt von der Aufmerksamkeit im äußeren ganz nach innen führt, in einen Zustand der Stille. Beschäftigen sie sich danach mit der zweiten Übung und lassen Sie auch diese zu einer angenehmen Routine werden. Schritt für Schritt nähern sie sich dann der Begegnung mit dem Heilerteam. Doch übereilen sie das nicht. Heilung beginnt mit dem ersten Atemzug während ihrer Meditation. Bringen Sie etwas Geduld und Ruhe auf, dann werden sie schon sehr bald das Heilsame des meditativen Zustandes spüren und brauchen keine Erklärungen mehr. Machen Sie Meditation zu einem festen Bestandteil ihres Tagesablaufs, schon bald werden sie dabei feststellen, dass ihnen ihre meditative Stunde fehlt, wenn sie sie einmal auslassen oder von irgendetwas davon abgehalten werden.

Übung 1: Dem Atem folgen

Die erste Übung soll vor allem dabei helfen, die Aufmerksamkeit von den äußeren Umgebungsbedingungen gezielt nach innen zu drehen. Relativ leicht geht das, indem wir uns auf eine körperliche Wahrnehmung konzentrieren, beispielsweise auf das Gefühl in bestimmten Körperteilen oder auf den Herzschlag. Von allen Möglichkeiten suchen wir uns wieder eine relativ einfache aus und wählen daher die Atmung und die körperliche Wahrnehmung, die mit ihr verbunden ist.

Dem Atem folgen (1)

Richten sie den Platz ihrer Meditation her und schalten Sie die Musik ein. Setzen Sie sich bequem hin. Richten sie ihre Sitzposition und ihren Oberkörpers solange aus, bis sie das Gefühl haben, gleichzeitig aufrecht, stabil und bequem zu sitzen. Legen Sie beide Hände mit den Handrücken nach unten auf ihre Oberschenkel, sodass die leicht geöffneten Handinnenflächen nach oben zeigen. Schließen Sie nun die Augen. Nehmen Sie den Klang der Musik auf und atmen Sie ruhig und gleichmäßig.

Nun konzentrieren sie sich ganz auf ihre At-
mung. Spüren Sie die gefühlte Bewegung, die
mit der Atmung verbunden ist, eine leichte
Aufwärtsbewegung beim Einatmen und einer
Abwärtsbewegung beim Ausatmen. Stellen
Sie sich dabei vor, wie sie kraftvollen Sauer-
stoff einatmen und alle ihre Gedanken ausat-
men. Lassen Sie Ihre Atmung dabei ruhiger
werden und dehnen sie die Phase des Ausat-
mens etwas, so dass sie spürbar länger ist als
die Sequenz des Einatmens. Bleiben sie dann
während der gesamten Meditation mit ihrer
Aufmerksamkeit bei der Atmung.

Diese Übung hört sich recht einfach an, ist sie in
der Tat auch. Sie werden sicherlich sehr schnell
damit zurecht kommen und können sie dann
noch etwas erweitern. Doch vor der Erweite-
rung, möchte ich Ihnen noch eine andere Variante der ersten Übung vorschlagen.

Dem Atem folgen (2)

Richten sie den Platz ihrer Meditation her
und schalten Sie die Musik ein. Setzen Sie
sich bequem hin. Richten sie ihre Sitzposition
und ihren Oberkörpers solange aus, bis sie das
Gefühl haben, gleichzeitig aufrecht, stabil und
bequem zu sitzen. Legen Sie beide Hände mit

den Handrücken nach unten auf ihre Ober-
schenkel, sodass die leicht geöffneten Handin-
nenflächen nach oben zeigen. Schließen Sie
nun die Augen. Nehmen Sie den Klang der
Musik auf und atmen Sie ruhig und gleich-
mäßig.

Nun konzentrieren sie sich ganz auf ihre At-
mung. Spüren Sie die gefühlte Bewegung, die
mit der Atmung verbunden ist, eine leichte
Aufwärtsbewegung beim Einatmen und einer
Abwärtsbewegung beim Ausatmen. Visuali-
sieren sie Wellen an einem Meeresstrand und
verbinden sie das Gefühl und das Geräusch
des Ausatmens des jeweils mit dem Bild einer
Welle, die am Ufer ausläuft. Dehnen sie auch
bei dieser Variante die Phase der aus Atmung
und lassen sie gleichzeitig die visualisiert der
Welle etwas langsamer oder etwas weiter aus-
laufen.

Bei beiden Varianten der Übung entsteht der-
selbe Effekt. Sie kommen in einen Zustand innerer Ausgeglichenheit und werden insgesamt
ruhiger. Diese Übung ist sehr wichtig, wenn sie
auch einfach aussieht, denn wirklich tief gehen-
de und heilsame Meditationen sind nur dann
möglich, wenn es uns gelingt, bereits in den
ersten Minuten unserer meditativen Sitzung

unserer Aufmerksamkeit von der äußeren Umgebung abzulenken und nach innen zu drehen. Visualisierungen und von Fantasie geleitete Interpretation des Atmungsgeräuschs erleichtern uns diesen Vorgang erheblich. Wenn sie sich mit Quantenheilung oder Quantenenergie beschäftigt haben, ist ihnen der Begriff der Gedankenstille geläufig. Die vollkommene Stille der Gedanken beziehungsweise die Abwesenheit bewusster Gedanken wird in diesem Zusammenhang als reines Bewusstsein oder reine Bewusstheit beschriebenen und als grundlegend für Selbst- und Fremdheilungsprozesse betrachtet. Wirkliche Gedankenstille ist nur sehr schwer zu erreichen, vor allem aber ist sie nicht wirklich zu überprüfen, weil das bereits einen Gedanken erfordern würde. Meditation wird häufig ähnlich beschrieben, da wir Einkehr und Andacht damit verbinden. In Kirchen und Gebetshäusern, in Gedenkstätten und historischen Orten pflegen wir meist die Ruhe, schweigen und bewegen uns langsam. Wir tun es einerseits aus Respekt und andererseits aus Rücksichtnahme. Immer aber geht es darum, die mögliche innere Einkehr an diesen Orten nicht zu stören. Doch andächtig betende oder denkende Menschen sind häufig nur äußerlich ruhig, im innern sind ihre Hoffnung und Liebe, vielleicht auch ihre tiefe Verzweiflung und Not viel lauter als es ihre Stimme sein könnte. Mit der Zeit dann, wenn es ihnen gelingt, durch äußere Ruhe ganz im Innern zu bleiben, wird es leiser und leiser, bis schließlich die innere Stille erreicht ist, die jedoch nicht bleibt, sondern der Wendepunkt zu anderen Klängen, anderen Wahrnehmungen ist. Die innere Stille öffnet sich wie ein dunkler Ballsaal, der plötzlich erleuchtet wird, um dem Klang der inneren Stimme zu lauschen, den Bewegungen der Seele zu zuschauen.

Ich möchte Ihnen nun noch eine dritte Variante der ersten Übung vorstellen und anschließend mit ihnen zur nächsten Übung übergehen. Probieren Sie am besten alle drei Varianten aus und achten Sie dabei bewusst auf die unterschiedlichen Wirkungen.

Dem Atem folgen (3)

Richten sie den Platz ihrer Meditation her und schalten Sie die Musik ein. Setzen Sie sich bequem hin. Richten sie ihre Sitzposition und ihren Oberkörper solange aus, bis sie das Gefühl haben, gleichzeitig aufrecht, stabil und bequem zu sitzen. Legen Sie beide Hände mit den Handrücken nach unten auf ihre Oberschenkel, sodass die leicht geöffneten Handin-

nenflächen nach oben zeigen. Schließen Sie nun die Augen. Nehmen Sie den Klang der Musik auf und atmen Sie ruhig und gleichmäßig.

Nun konzentrieren sie sich ganz auf ihre Atmung. Spüren Sie die gefühlte Bewegung, die mit der Atmung verbunden ist, eine leichte Aufwärtsbewegung beim Einatmen und einer Abwärtsbewegung beim Ausatmen. Verbinden Sie Ihre Atmung mit der Vorstellung, beim Einatmen der Luft ganz tief in sich selbst hinein zu gehen und beim Ausatmen ein Stück aus dem Körper zu treten. Stellen Sie sich einfach vor, dass ihre Seele ihren Körper mit der Atmung etwas verlässt und mit dem nächsten einatmen wieder aufgesogen wird.

Diese dritte Variante ist bereits eine gute Übung, falls sie später einmal mit außerkörperlichen Erfahrungen meditieren wollen.

Zunächst einmal gehen wir aber zur nächsten Übung über. Denken Sie bitte daran, am Anfang regelmäßig zu üben, am besten zweimal täglich.

Übung 2: Das weiße Kissen

Das weiße Kissen oder auch Lichtkissen genannt ist eine Übung, die besonders von englischen Medien benutzt wird, um mediale Kontakte mit lebenden oder verstorbenen Menschen herzustellen, wobei es sich um eine Grundübung handelt, die sehr schnell in einen geeigneten Meditationszustand führt.

Das weiße Kissen (1)

Richten sie sich an ihrem Meditationsplatz ein und schließen Sie die Augen. Visualisieren sie ein weißes, leuchtendes Kisten, das unter ihren Füßen liegt. Lassen Sie es immer kräftiger leuchten und gehen Sie ganz in die Vorstellung, das weiße Licht, das von diesem Kissen ausstrahlt, würde wie eine Flüssigkeit durch ihren Körper fließen und ihn dabei zum leuchten bringen. Beginnen Sie mit dieser Vorstellung bei den Füßen und lassen sie das Licht dann langsam durch ihre Beine nach oben fließen bis in ihren Oberkörper, bis in die Schultern und in die Arme und schließlich bis in den Kopf.

Achten Sie auf einen sauberen Ablauf dieser Meditationsübung, denn sie ist etwas schwerer als es scheint. Stellen Sie sich das in ihrer bildhaften Vorstellung etwa so vor, als würde eine weiß leuchtende Flüssigkeit langsam ihrem Körper aufsteigen, so als würden sie komplett damit aufgefüllt werden. Halten Sie die Visualisierung so deutlich wie möglich. Wenn Sie also gerade bei den Armen sind und sich vorstellen das Licht dort hinein fließt, achten Sie bitte darauf gleichzeitig die leuchtenden Beine und den leuchtenden Oberkörper auch noch zu visualisieren. Es ist besonders wichtig, möglichst ganze Bilder zu visualisieren. Sie werden sehen, dass das nicht ganz so leicht ist, dass sich die Mühen aber lohnen, dies gründlich zu üben. Ich zeige Ihnen nun eine weitere Variante des weißen Kissens.

Das weiße Kissen (2)

Richten sie sich an ihrem Meditationsplatz ein und schließen Sie die Augen. Visualisieren sie ein weißes, leuchtendes Kisten, das unter ihren Füßen liegt. Lassen Sie es immer kräftiger leuchten und gehen Sie ganz in die Vorstellung, das weiße Licht, das von diesem Kissen ausstrahlt, würde wie eine Flüssigkeit durch ihren Körper fließen und ihn dabei zum leuch-

ten bringen. Beginnen Sie mit dieser Vorstel-
lung bei den Füßen und lassen sie das Licht
dann mit jedem Atemzug langsam in ihrem
Körper ansteigen, etwa so, als würden sie das
Licht mit jedem einatmen etwas höher in ihren
Körper ziehen, jeweils um einige Zentimeter.

Achten Sie auch bei dieser Übung darauf, ein möglichst ganzes Bild zu visualisieren, also immer auch die Körperteile im Fokus zu halten, die bereits mit Licht angefüllt sind. Wir gehen nun noch etwas weiter, dehnen das Licht und die Übung noch etwas aus.

Das weiße Kissen (3)

Richten sie sich an ihrem Meditationsplatz ein
und schließen Sie die Augen. Visualisieren sie
ein weißes, leuchtendes Kisten, das unter ih-
ren Füßen liegt. Lassen Sie es immer kräftiger
leuchten und gehen Sie ganz in die Vorstel-
lung, das weiße Licht, das von diesem Kissen
ausstrahlt, würde wie eine Flüssigkeit durch
ihren Körper fließen und ihn dabei zum leuch-
ten bringen. Beginnen Sie mit dieser Vorstel-
lung bei den Füßen und lassen sie das Licht
dann mit jedem Atemzug langsam in ihrem
Körper ansteigen, etwa so, als würden sie das
Licht mit jedem einatmen etwas höher in ihren

Körper ziehen, jeweils um einige Zentimeter.
wenn ihr ganzer Körper erleuchtet ist, drü-
cken sie das Licht mithilfe ihrer Atmung lang-
sam über ihrem Kopf nach oben. Visualisieren
sie eine Lichtsäule, die von ihrem Kopf ausgeht
und mit jedem einatmen um einige Zentimeter
nach oben geschoben wird. Achten Sie immer
auf eine umfassende Visualisierung. Bleiben
Sie also immer bei dem vollständigen Bild, an-
gefangen bei dem weißen Kisten bis hin zu der
Lichtsäule, die sich vom Kopf aus oben
schriebt.

Visualisierung von Licht spielt bei vielen Meditationen eine bedeutende Rolle, auch bei der
Quanten Heilung kann mit Lichtvisualisierung
sehr gut gearbeitet werden. Wenn sie sich für
die heilende Arbeit mit Quanten Energie inte-
ressieren, werden sie in meinem Buch **Hand
drauf - Quantenenergie von der Zweipunkt- zur
Dreipunkt-Lichtmethode** einige Parallelen zu
den Meditationsübungen finden.

Übung 3: Die Lichtkugel

Der Zustand der Meditation hat grundsätzlich etwas Heilendes, was vor allem damit zu tun hat, dass es in uns ruhiger wird, wir uns weniger Gedanken über den Alltag oder unsere Sorgen machen und damit weniger planende Gedanken haben. Wenn sie mit den Prinzipien der Quantenheilung vertraut sind, dann wissen Sie bereits, dass die Abwesenheit planender Gedanken die freie Entfaltung der Energie eines Organismus ermöglicht. Meditation geht im Grunde genommen den gleichen Weg, denn durch die Visualisierung und die eintretende innere Stille gelangen wir in den gleichen Zustand. Heilende Meditation ist vom Prinzip her eine Quantenheilung als Selbstheilung. Dennoch gibt es auch Unterschiede. Der Entspannungszustand während einer tief gehenden Meditation ist dem Zustand der Trance sehr ähnlich. Mit etwas Übung wird es ihnen sehr bald schon gelingen, in eine sehr tiefe und intensive innere Ruhe zu kommen und damit immer mehr von der körperlichen Wahrnehmung abzurücken. Während bei der Quantenheilung die Konzentration auf die Hände, je nach Technik verbunden mit Visualisierungen, eine wichtige Rolle spielt, geht es bei der Meditation viel mehr darum, den Fokus von der Körperwahrnehmung weg zu lenken und immer mehr in sich selbst einzutauchen. Häufig ist bei geübter Meditation der eigene Körper kaum noch oder gar nicht mehr zu spüren.

Im Kontakt mit Klienten ist das nicht leicht umzusetzen. Wenn wir das Zeitgefühl verlieren und auch die gefühlte und damit bewusste Verbindung zu unserem Körper, dann können wir einem anderen Menschen damit schon helfen. Eine gemeinsame Heilmeditation ist sicherlich hilfreich, doch kaum geeignet für eine einstündige therapeutische Sitzung. Meditation als therapeutische Anwendung ist besser in Gruppen und Seminaren umzusetzen. Das Anliegen dieses Buches ist aber vor allem die Selbstanwendung. Ich konzentriere mich bei meinen Ausführungen und bei den Übungen also nur darauf. Therapeutische Meditation, die einem anderen helfen soll, erfordert einige Abwandlungen und Besonderheiten. Vielleicht schreibe ich einmal in einem anderen Buch davon.

Ich möchte nun zur nächsten Stufe auf dem Weg zur Heilmeditation kommen, wobei jeder einzelne Schritt für sich genommen etwas Heilendes hat und daher auch für sich alleine zur Anwendung kommen kann. Die Lichtkugelmeditation spielt bei der Dreipunkt-Licht-Methode der Quantenheilung eine bedeutende Rolle. In meinem Buch *Hand drauf - Quantenenergie von der Zweipunkt zur Dreipunkt-Licht-Methode* finden Sie diese Übung also auch. Die angesprochene Methode ist eine Verbindung von meditativen Elementen mit den Techniken der Quantenenergie bzw. Quantenheilung.

Die Lichtkugel (1)

Setzen Sie sich hin, legen Sie die Hände auf die Oberschenkel und drehen sie die Handflächen nach oben. Folgen Sie dem Weg ihres Atems. Atmen Sie bewusst ein und aus. Und nun stellen Sie sich vor, dass sich mitten in ihrem Körper eine kleine Kugel aus Licht befindet. Stellen Sie sich dieses Bild vor ihrem inneren Auge so deutlich vor, wie es nur geht. Bleiben Sie bei dieser Vorstellung und lassen sie dann die Kugel aus Licht größer werden. Visualisieren sie eine Kugel aus Licht, die sich ausdehnt, soweit, dass sie aus ihrem Körper heraustritt und sie vollständig einhüllt. Lassen Sie dieses Bild, wie sie selbst in einer Kugel aus Licht sitzen, so intensiv wie möglich werden und halten sie es. Nach einigen Minuten öffnen Sie einfach die Augen und beenden die Übung.

Die Lichtkugel kommt aus der spirituell-medialen Arbeit. Sie erfüllt mehrere Funktionen. Zum einen führt die Visualisierung zur Distanzierung vom Körperlichen und zu einer leichten Trance. Zum anderen eröffnet sie einen mentalen und energetischen Raum. Die Gestalt einer Kugel grenzt außerdem alles äußere visuell und damit auch energetisch ab, sodass wir einen Raum ganz für uns haben. Das wird später noch sehr wichtig sein, wenn mit innerem Kind oder innerem Arzt oder Helfer- und Heilerteam gearbeitet wird. Ich stelle ihnen nun noch eine andere Variante der Lichtkugel vor.

Die Lichtkugel (2)

Setzen Sie sich hin, legen Sie die Hände auf die Oberschenkel und drehen sie die Handflächen nach oben. Folgen Sie dem Weg ihres Atems. Atmen Sie bewusst ein und aus. Und nun stellen sie sich vor, dass ein Ring aus Feuer auf dem Boden rund um ihre Sitzposition brennt. Visualisieren sie weiße Flammen, die eine angenehme Wärme ausstrahlen. Lassen sie die Flammen nun langsam größer werden, bis sie deutlich über ihren Kopf ragen. Visualisieren sie nun, wie die weißen Flammen sich über ihrem Kopf schließen, sodass sie unter einer Kuppel aus weißen Flammen sitzen.

Dehnen sie diese Kuppel etwas aus, wenn sie das Gefühl haben, zu wenig Platz zu haben. Beenden Sie die Übung nach Gefühl. Lassen sie die Flammen wieder kleiner werden, bis sie verschwunden sind.

Manchen Menschen fällt diese Übung leichter als die Lichtkugel. Die Bewegung der züngelnden Flammen ist für einige leichter zu visualisieren. Probieren sie die Übung bitte aus und entscheiden sie selbst, welche für sie geeigneter ist oder benutzen sie einfach beide und lassen sich jeweils von ihrem Gefühl bei der Auswahl der passenden Übung leiten.

Übung 4: Das innere Kind

Das innere Kind ist in der therapeutischen und in der spirituellen Arbeit gleichermaßen beliebt und häufig Anknüpfungspunkt von Selbstklärungsprozessen. Dabei kommt es sicherlich kaum drauf an, ob wir das innere Kind als abgespaltenen Seelenanteil oder als Symbol für unerledigte Kindheitsereignisse oder für alle Gefühle, die unserem wahren Selbst zuzuordnen sind, betrachten. Und sicherlich gibt es zahlreiche weitere Deutungsversuche für den Wert oder die Symbolik des inneren Kindes. Wenn wir uns darauf verständigen können, dass wir eine innere Instanz haben, die weiß, was zu tun ist, damit es uns besser geht, dass wir gesund werden und Heilung erfahren, wenn wir uns darüber hinaus darauf einigen können, dass wir in der Meditation den Kontakt zu genau dieser Instanz aufsuchen möchten oder genauer gesagt, ihr ermöglichen möchten, mit uns in Kontakt zu gehen, dann ist das eine ausreichende, vielleicht sogar die beste Basis, um eine heilende Meditation zu erreichen.

Stellen wir uns das innere Kind also als eine wissende Instanz vor, die uns aber keine Ratschläge und Handlungsanweisungen gibt, sondern unsere tiefen Gefühle und Wünsche, unsere Sehnsüchte und unsere Bestimmungen spürt und vermitteln kann. Mit der nächsten Übung treffen wir das innere Kind, um ihm zuzuhören bzw. uns in diese innere Instanz einzufühlen.

Das innere Kind treffen

Setzen Sie sich hin, legen Sie die Hände auf die Oberschenkel und drehen sie die Handflächen nach oben. Folgen Sie dem Weg ihres Atems. Atmen Sie bewusst ein und aus. Und nun stellen Sie sich vor, dass sich mitten in ihrem Körper eine kleine Kugel aus Licht befindet. Stellen Sie sich dieses Bild vor ihrem inneren Auge so deutlich vor, wie es nur geht. Bleiben Sie bei dieser Vorstellung und lassen sie dann die Kugel aus Licht größer werden. Visualisieren sie eine Kugel aus Licht, die sich ausdehnt, soweit, dass sie aus ihrem Körper heraustritt und sie vollständig einhüllt. Lassen Sie dieses Bild, wie sie selbst in einer Kugel aus Licht sitzen, so intensiv wie möglich werden und halten sie es. Visualisieren sie anschließend eine Öffnung in der Lichtkugel, etwa so, als würde an einer Stelle ein Vorhang nach beiden Seiten hin geöffnet. Bitten Sie nun ihr inneres Kind, durch diese Öffnung einzutreten. Schließen Sie den Vorhang, sobald das Bild eines ankommenden Kindes sich einstellt. Halten Sie nun diese Visualisierung aufrecht und öffnen Sie sich innerlich den Gedanken und Gefühlen des Kindes.

Halten Sie die Visualisierung so lange aufrecht, bis sie das Gefühl haben, dass das Kind sich verabschieden möchte. Lassen Sie es durch einen Vorhang wieder aus der Lichtkugel hinausgehen und schließen Sie den Vorhang. Beenden Sie die Übung, indem sie das Bild der Lichtkugel langsam ausblenden. Atmen Sie einige Male tief ein und aus und öffnete die Augen.

Diese Übung ist nun schon etwas anspruchsvoller. Das erfordert einiges an Übungen, um die beschriebenen Visualisierungen möglichst plastisch und intensiv über mehrere Minuten hinweg aufrecht zu halten. Probieren Sie es immer wieder. Mit der Zeit entwickeln sie eine Routine und können ihrem inneren Kind immer wieder auf diesem Wege begegnen. Es kommt dabei nicht darauf an, irgendwelche Fragen zu stellen oder eine andere Form der Kommunikation aktiv zu betreiben. Meditation bedeutet, energetische Felder zu nutzen, indem wir uns möglichst weit öffnen. Je weniger strukturierte Gedanken und planvolle Handlungen zugegen sind, umso freier sind wir und umso weniger Grenzen umgeben uns. Gerade darauf kommt es bei heilenden Meditationen an. Glaubenssätze und Lösungsideen lassen uns häufig sehr lange in Problemsituationen verharren. Meditation bringt uns in einen Zustand der Unbegrenztheit. In genau diesem Zustand wirken die selbstheilenden Kräfte in uns ganz ohne unser Zutun.

Die Anhänger der Quantenheilung erkennen hier sicherlich die Verbindung zum reinen Gewahr oder zur reinen Bewusstheit. Tatsächlich geht es in letzter Konsequenz um die gleichen Abläufe. Es bleibt nun Glaubenssache, Heilung mit Quantenenergie und Selbstheilung durch Meditation als grundsätzlich gleichen Ablauf betrachten oder als verschiedene Dinge. Für die Wirkung beider Vorgehensweisen spielt die Glaubenspositionierung sicherlich keine sehr große Rolle. Ein wichtiger Verfahrensunterschied liegt darin, dass bei der Meditation die Visualisierung im Zustand der Ruhe zur Selbstheilung eingesetzt wird, wobei die Quantenheilung meistens doch mit Konzentration auf Körperteile arbeitet.

Übung 5: Der innere Arzt

Während das innere Kind uns vor allem mit unseren Wünschen und Bedürfnissen in Verbindung bringt, soll es in der sechsten Übung nun stärker um einen konkreten Heilungswunsch gehen. Die sechste Übung ist also vor allem dafür gedacht, Krankheiten oder Zustände des Unwohlseins mit Meditation zu behandeln. Anstelle des inneren Kindes ist unser Helfer bei dieser Übung der innere Arzt. Auch er ist eine Instanz in uns, die weiß, was zu tun oder zu unterlassen ist, um wieder in einen gesunden Zustand zurückzukommen, selbstverständlich auch einen gesunden Zustand zu bewahren.

Den inneren Arzt treffen

Setzen Sie sich hin, legen Sie die Hände auf die Oberschenkel und drehen sie die Handflächen nach oben. Folgen Sie dem Weg ihres Atems. Atmen Sie bewusst ein und aus. Und nun stellen sie sich vor, dass ein Ring aus Feuer auf dem Boden rund um ihre Sitzposition brennt. Visualisieren sie weiße Flammen, die eine angenehme Wärme ausstrahlen. Lassen sie die Flammen nun langsam größer wer-

den, bis sie deutlich über ihren Kopf ragen. Vi-
sualisieren sie nun, wie die weißen Flammen
sich über ihrem Kopf schließen, sodass sie un-
ter einer Kuppel aus weißen Flammen sitzen.
Dehnen sie diese Kuppel etwas aus, wenn sie
das Gefühl haben, zu wenig Platz zu haben.
Visualisieren sie nun eine Öffnung in der
Flammenkuppel. Stellen Sie sich dabei wieder
vor, wie sich ein Vorhang zu beiden Seiten hin
öffnet. Bitten Sie Ihren inneren Arzt, durch
diesen geöffneten Flammenvorhang einzutre-
ten. Warten sie so lange, bis eine Gestalt
durch den Vorhang eintritt. Schließen Sie die
Kuppel wieder und nehmen Sie Kontakt zu
dem inneren Arzt auf. Stellen Sie sich mit Of-
fenheit und Neugierde auf die Anwesenheit
des inneren Arztes ein. Halten Sie Ihre Visua-
lisierung aufrecht und nehmen Sie seine Hin-
weise entgegen. Wenn sie den Eindruck ha-
ben, dass der innere Arzt sich verabschieden
möchte oder wenn sie die Visualisierung nicht
mehr aufrechterhalten können, lassen Sie Ih-
ren Gast durch den Vorhang nach draußen
gehen und lassen die Flammen kleiner werden.
Atmen Sie anschließend tief durch und been-
den Sie die Übung.

Wenn Sie mit der Übung zum inneren Kind gut zurechtkommen, sollte auch der Kontakt zum inneren Arzt keine Schwierigkeit darstellen. Bedenken Sie bitte, dass der innere Arzt eine Rat gebende Instanz ist, deren Hinweise uns aufmerksam und achtsam machen können. Das soll und kann eine medizinische Behandlung nicht ersetzen. Wenn ihr innerer Arzt ihnen Dosierungsempfehlungen für Medikamente oder andere Anweisungen zur ärztlichen Behandlungen geben sollte, sind sie vermutlich zu sehr von Glaubenssätzen beeinflusst. Der innere Arzt ist eine Instanz, die bei gelungener Meditation Hinweise zur Lebensführung gibt, nicht zur Technik des Behandelns.

Heilmeditation zielt vor allen Dingen auf eine heilsame Lebensführung ab. Sie kann uns dabei unterstützen, ausgeglichen zu leben und Krankheiten damit entgegenzuwirken, sie in einen heilsamen Prozess zu verwandeln. Hierzu müssen wir erkennen, welche Gedanken, welche Gefühle und welche Handlungen dazu beitragen, dass unsere Krankheit entstehen konnte. Perspektivenwechsel und Veränderung unserer Gedanken und Gefühle ermöglichen uns letztlich das Gesundwerden und Gesundbleiben.

Übung 6: Das Heilerteam

Mit der sechsten Übung wollen wir wieder etwas weitergehen. gleichzeitig werden wir etwas spiritueller. Mit dem inneren Kind und dem inneren Arzt haben wir zwei Instanzen in uns selbst kontaktiert. In dieser Übung nun begegnen wir dem Heilerteam, dessen Weisheit wesentlich umfangreicher ist als die des Arztes oder des inneren Kindes. Das Heilerteam kann aus zwei oder mehr Gestalten bestehen, die ich nicht als innere Instanzen betrachte. In meinem Verständnis dieser Übung, geht es um den direkten Kontakt zur geistigen Welt. Jedem Menschen ist in der geistigen Welt ein Heilerteam zugeordnet. Es handelt sich dabei um Wesenheiten, zu deren Aufgabe die Unterstützung unserer spirituellen Entwicklung gehört. Es handelte sich also nicht um eine Gruppe von inneren Ärzten, sondern um eine Gruppe von „externen" Helfern, die uns bei der Entwicklung und Entfaltung unseres eigenen Potenzials unterstützen, diese Entwicklung betrifft nicht nur Gesundheit. Es geht um jede Form der menschlichen und geistigen Entwicklung, die wir anstreben oder durchleben. Heilung ist hier nicht im gesundheitlichen Sinne zu betrachten.

Heilung bedeutet Entwicklung der Seele. Damit ist gesundheitliche Heilung automatisch verbunden. Das Heilerteam ist vor allem damit beschäftigt, uns bei der Entwicklung unserer Seele zu unterstützen.

Hierzu benötigen wir keine direkten Hinweise und Ratschläge. Manchmal geben die Heiler aus der geistigen Welt uns solche Hinweise. Meistens jedoch verrichten sie Ihre Arbeit von selbst. Es kommt also vor allem darauf an, in einer Meditation offen zu sein und uns selbst zur Verfügung zu stellen. Unser Heilerteam kann uns nur dann wirksam erreichen, wenn wir es zulassen. Die Meditation läuft ähnlich ab wie die zur Begegnung des inneren Kindes oder des inneren Arztes. Wir können dabei zunächst einmal das Heilerteam kennen lernen und die Nähe der Wesenheiten wahrnehmen. Wenn wir uns daran gewöhnen, immer wieder in unseren Meditationen unserem Heilerteam zu begegnen, spüren wir seine Nähe mit der Zeit auch im Alltag. Sie sind ständig in unserer Nähe, immer bereit, uns zu helfen und unsere Entwicklung zu fördern. Spüren wir ihre Gegenwart, so gelingt es uns auch im Alltag, auch ohne Ruhe und Meditation, offen zu sein und unsere Heiler immer wieder einzuladen, uns helfend zur Seite zu stehen bzw. ihnen mit tiefem Vertrauen zu erlauben, in unseren Gedanken und Gefühlen zu wirken.

Begegnung mit dem Heilerteam

Setzen Sie sich hin, legen Sie die Hände auf die Oberschenkel und drehen sie die Handflächen nach oben. Folgen Sie dem Weg ihres Atems. Atmen Sie bewusst ein und aus. Und nun stellen Sie sich vor, dass sich mitten in ihrem Körper eine kleine Kugel aus goldenem Licht befindet. Stellen Sie sich dieses Bild vor ihrem inneren Auge so deutlich vor, wie es nur geht. Bleiben Sie bei dieser Vorstellung und lassen sie dann die Kugel aus Licht größer werden. Visualisieren sie eine Kugel aus Licht, die sich ausdehnt, soweit, dass sie aus ihrem Körper heraustritt und sie vollständig einhüllt. Lassen Sie dieses Bild, wie sie selbst in einer Kugel aus goldenem Licht sitzen, so intensiv wie möglich werden und halten sie es. Visualisieren sie anschließend eine Öffnung in der Lichtkugel, etwa so, als würde an einer Stelle ein Vorhang nach beiden Seiten hin geöffnet. Bitten Sie nun ihr Heilerteam, durch diese Öffnung einzutreten. Schließen Sie den Vorhang, sobald sie das Gefühl haben, dass das Team angekommen ist, auch wenn sie noch keine Bilder oder Gestalten visualisieren.

Bitten Sie das Team, einzeln mit ihnen in Kontakt zu gehen und sich vorzustellen. Halten sie die Visualisierung der Lichtkugel und warten sie ab, wie viele Helfergestalten sich zeigen. Bleiben sie zunächst einfach im Kontakt mit dem Heilerteam und beenden sie die Übung nach Gefühl.

Gehen sie Schritt für Schritt mit dem Heilerteam in Kontakt. Sie können darauf vertrauen, dass es sie dabei unterstützt. Gönnen sie sich Zeit, sich langsam auf die Kontaktaufnahme mit den Helfern einzustellen. Mit etwas Übung visualisieren sie immer besser, und es stellen sich Bilder der einzelnen „Helferpersonen" ein. Häufig sind es drei oder vier Helfer. Versuchen sie immer, jeden einzeln zu begrüßen und dann nur noch da zu sein. Die Helfer erledigen ihre Arbeit umso einfacher, je weniger sie selbst denken und fragen. Mit der Zeit können sie dann einige Schritte weiter gehen. Die Meditation sollte immer in einen abgeschlossenen Raum führen. Die einfachste und eine zugleich sehr wirksame Methode ist die Visualisierung einer Lichtkugel, am besten goldenes Licht. Es können auch andere Räume sein, beispielsweise eine Kapelle oder ein Platz in der Natur. Sie können den Raum der Begegnung auch wechseln. Wenn sie das Heilerteam einige Male in ihrer Meditation begrüßt haben, können sie Folgendes ausprobieren:

Bitten sie das Team, ein Zeichen der Anwesenheit zu geben, an dem sie auch im Alltag erkennen können, dass es da ist und gerade versucht zu helfen. Am besten bitten sie um ein Gefühl, das ihnen die Nähe anzeigt. Wiederholen sie das mehrmals, um das Gefühl deutlich spüren zu können. Häufig zeigen sich veränderte Temperaturempfindungen, also etwas Wärme oder Kühle oder das Gefühl, es stünde jemand hinter uns oder direkt vor uns. Probieren sie es aus. Ihr Heilerteam kennt einen Weg, den sie am besten erfassen können.

Natürlich ist das Heilerteam immer um uns herum und arbeitet nicht sporadisch oder mit gezielten Einzelauftritten. Doch gilt es beim Kontakt zur geistigen Welt immer zu beachten, dass wir möglichst nachvollziehbare Wahrnehmungen brauchen. Aus unserer Sicht können wir manchmal mehr Hilfe gebrauchen als in anderen Situationen. Genau dann hilft es uns, die Nähe des Heilerteams zu spüren. Wir können nicht ständig in aktiven Kontakt zu ihnen gehen. In Momenten der Angst oder Unsicherheit können sie uns mit einem Signal jedoch daran erinnern, dass sie da sind. Mit regelmäßiger Übung der Meditation gelingt uns das auch in angespannten Situationen im Alltag. Plötzlich spüren wir das vereinbarte Signal und werden ruhiger.

Es gilt zu beachten, dass wir regelmäßig meditieren, auch und gerade dann, wenn wir eine konstruktive Routine gefunden haben und sehr leicht in Kontakt gehen können. Wenn wir lange Zeit nicht meditieren, werden unsere Fähigkeiten auch wieder begrenzter. Also - Bleiben sie dran!

Liebe Leserinnen und Leser, wahrscheinlich werden sie mit der Zeit neue und andere Wege während ihrer Meditation gehen, und das ist wichtig. Nehmen sie die Übungen des Buches bitte als Einstieg, um sich mit dem Ablauf und den Wirkungen der Meditation vertraut zu machen. Ganz von selbst wird sich herausbilden, wie ihre Meditation verlaufen soll und kann. Lassen sie sich mit Offenheit und Neugierde darauf ein und vertrauen sie auf die Führung und Unterstützung durch die geistige Welt.

Nachwort

Ich hoffe, dass ich meinen Leserinnen und Lesern zeigen konnte, wie einfach Meditation sein kann und wie gut sie tut. Der heilsame Effekt regelmäßiger Meditation zeigt sich im Gefühl meistens schon nach kurzer Zeit. Die beschriebenen Übungen sind nur eine kleine Auswahl von Möglichkeiten. Lassen sie sich von ihrer Intuition und von spontanen Ideen zur Visualisierung leiten. Denken sie bitte daran, dass Ideen und spontane innere Bilder kein Zufall sind sondern bereits Effekt der Meditation. Finden Sie einfach die Bilder, die am besten zu ihnen passen, ob es nun eine Lichtkugel oder ein Wasserfall sein mag, eine Blumenwiese oder eine Bergkapelle oder was ihnen in den Sinn kommt. Visualisieren sie ihren eigenen inneren Ort der Begegnung und lassen sie sich immer wieder in die inneren Bilder hineintreiben, die von selbst entstehen.

Zum Schluss möchte ich mich noch herzlich beim *Verlag Ingo Simon (www.verlagis.de)* bedanken, der mir bei der Realisierung und Veröffentlichung dieses Buches hilfreich zur Seite gestanden hat.

Für Sie entdeckt und von
L. Baillet empfohlen ...

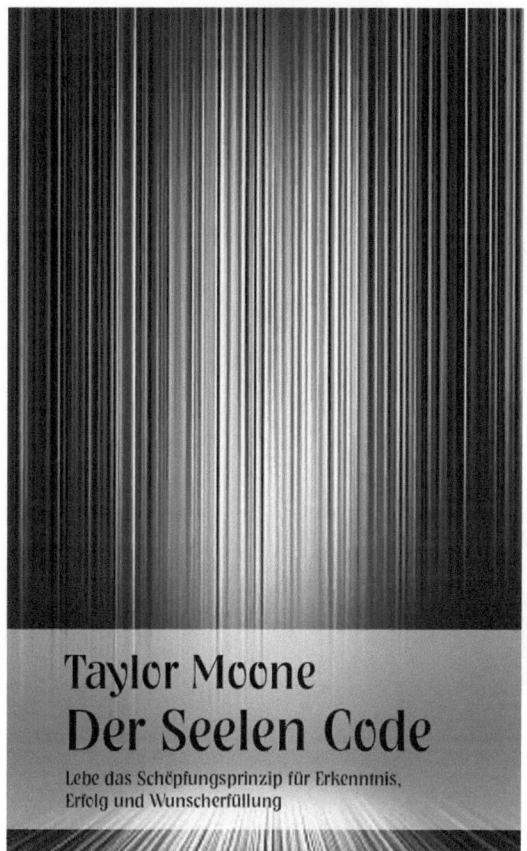

Taylor Moone
Der Seelen Code
Lebe das Schöpfungsprinzip für Erkenntnis,
Erfolg und Wunscherfüllung

© *Verlag Ingo Simon, St. Wendel, www.verlagis.de*
Paperback, ISBN 978-3-943323-02-3

Außerdem von Louise Baillet erschienen:

Die Dreipunkt-Lichtmethode

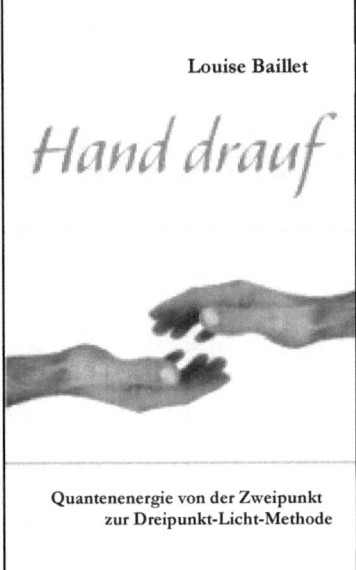

Louise Baillet

Hand drauf

Quantenenergie von der Zweipunkt
zur Dreipunkt-Licht-Methode

Heilung kann einfach sein, wenn wir lernen, loszulassen und auf die tiefe Kraft in unserem Organismus zu vertrauen. Dieses Buch zeigt ihnen einen schnellen Zugang zur Heilung mit Quantenenergie in Verbindung mit Meditation und Visualisierungen, die jeder leicht erlernen kann. Die Autorin, Medium und Therapeutin, beschreibt in diesem Buch die Methode der Dreipunkt-Licht-Methode der Quantenheilung. Diese Verbindung aus meditativer Visualisierung und energetischer Heilung ist neu und einzigartig.

Hand drauf! - ISBN 978-3-8423-5087-8